Dr André BRÉARD

CONTRIBUTION à l'ÉTUDE des FORMES de DÉBUT

DE LA

DÉMENCE PRÉCOCE

Travail de l'Asile d'Aliénés de Toulouse

TOULOUSE

Ch. DIRION, Libraire-Editeur

22, RUE DE METZ, 22

1920

Dʳ André BRÉARD

CONTRIBUTION à l'ÉTUDE des FORMES de DÉBUT

DE LA

DÉMENCE PRÉCOCE

Travail de l'Asile d'Aliénés de Toulouse

TOULOUSE

Ch. DIRION, Libraire-Editeur

22, Rue de Metz, 22

1920

A la mémoire de mon Père

A ma Mère

*dont la vie fut toute de bonté et d'abnégation,
faible hommage de mon amour filial et de ma
reconnaissance.*

A mes Frères

A ma Fiancée

*dont la douce et réconfortante affection m'a
sans cesse soutenu aux heures pénibles.*

A mes Parents

A mes Amis

A mes Camarades

Tombés pour la France

A mon Président de Thèse
Monsieur le Professeur CESTAN
Professeur de clinique des Maladies mentales et nerveuses

*Qui nous a fait le grand honneur d'accepter
la présidence de cette thèse.*

A Messieurs les Professeurs Agrégés
DALOUS, SOREL et GORSE

A Monsieur le Docteur DIDE
Chevalier de la Légion d'Honneur, Croix de Guerre
Directeur de l'Asile d'aliénés de Toulouse
Ancien Professeur suppléant à l'Ecole de Médecine de Rennes

Qui nous a inspiré le sujet de cette thèse.

A mes Maîtres de l'Ecole de Médecine
De RENNES

A mes Professeurs de la Faculté de Médecine
De TOULOUSE

CHAPITRE PREMIER
Délimitation du sujet

Le début de la démence précoce est une question extrêmement importante au premier chef, non pas tant seulement pour le spécialiste qui ne voit en somme cette maladie qu'à une période assez avancée de son évolution, que pour le médecin traitant qui dans sa clientèle est exposé à commettre des erreurs de diagnostic et surtout de pronostic particulièrement fâcheuses.

A plus forte raison, cette étude précise de la période envahissante de cette redoutable psychose sera extrêmement importante à connaître pour le médecin légiste, car c'est à ce moment que les actes délictueux et criminels sont commis par les malades jouissant encore de leur liberté, et ne paraissant nullement, aux yeux d'un observateur non averti, lésé dans leur intégrité mentale. *Antheaume et Mignot* appellent la période de début, la période médico-légale de la maladie.

Mais cette étude du début est hérissée de difficultés. La démence précoce présentant une évolution extrêmement longue, ne peut pas être suivie par les mêmes observateurs. Les différentes constatations de ceux-ci peuvent varier suivant l'interprétation personnelle que chacun donne aux faits, et l'on sait qu'en pathologie mentale elle varie quelquefois dans une proportion assez grande.

On a pu toutefois établir des règles générales auxquelles on a voulu donner une trop grande précision, elles sont peut-être trop rigides. L'Asile de Braqueville à Toulouse a pu nous fournir la matère de huit observations de déments précoces présentant à l'origine de leur affection un état mental si particulier qu'on fit à leur entrée une erreur de diagnostic.

Avant d'exposer le pourquoi de ces erreurs, vite réparées du reste par l'observation minutieuse de l'évolution de l'affection, nous allons dire en quelques mots ce que classiquement on considère comme signes de début de la D. P., puis, exposant les observations de Braqueville, nous verrons quels apports nouveaux pourront être joints à ces importantes notions.

« Les premiers troubles des déments précoces sont presque toujours de nature dépressive » écrit Mlle Pascal (1), c'est-à-dire que l'on commence à constater « un état d'adynamie fonctionnelle lente et progressive ». Le premier stade de l'affaiblissement démentiel est considéré par presque tous les auteurs comme caractérisé par la dissociation primitive de l'affectivité du sujet. Nous citerons une deuxième définition de Pascal (2) qui nous paraît très expressive : « La lésion affective initiale et dominante est caractérisée par une diminution

(1) C. PASCAL, *La Démence précoce*, Alcan, édit. 1911. page 160.
(2) *I. idem*. page 59-60.

de la tonalité émotionnelle fondamentale formée par le sentiment de plaisir et de douleur. » D'où dérivent automatiquement, l'incuriosité, le désintérêt du monde extérieur, qui est seulement stimulé par les *désirs;* les tendances, les répulsions des individus par rapport à ce même monde extérieur.

La démence précoce s'attaquant ainsi d'emblée à l'énergie affective de l'individu, on conçoit qu'elle détermine la disparition primitive des sentiments altruistes, de l'amour, de l'affection envers la famille, de l'amitié, de la sympathie, etc. Les sentiments-même qui paraissent les plus forts, les plus tenaces s'effondrent dès le début de la maladie. Les exemples cliniques en sont extrêmement nombreux. Peu à peu, la perte de la force affective entraîne les troubles des autres sentiments entrant dans la sphère d'action de la sympathie et la perte de la conscience du moi. Le processus démentiel s'accentue et se diffuse aux autres fonctions mentales pour en arriver à une profonde déchéance. Mais ce sont alors des stades évolutifs beaucoup plus avancés et que nous ne pouvons pas faire rentrer dans le cadre de cette modeste étude.

La dépression psychique n'est cependant pas le phénomène toujours initial de la D. P. *Séglas et Collin* (1) notent qu'une certaine exaltation peut-être constatée et prête à confusion avec la psychose maniaque dépressive, états prémonitoires semblables aux accès ultérieurs

(1) SÉGLAS et COLLIN, *A propos du diagnostic de la Démence précoce et de la folie maniaque-dépressive*. (Société de Psychiatrie de Paris. — Compte-rendu de la séance du 18 Novembre 1909).

d'agitation catatonique alternant avec la stupeur. Nous n'analyserons pas ici les travaux des auteurs (Bleuler, Urstein) qui identifient les deux formes, et pensons avec la majorité des auteurs français que le terme de démence précoce que nous employons sert à désigner un processus d'évolution psycho-pathologique à évolution démentielle. (Dide estime que la D. P. est surtout une démence affective). Mais c'on (1) a tenté dans un mémoire de mise au point de préciser quelles sont les voies pathognomoniques de l'invasion de la démence précoce. Il en distingue chez les auteurs qui s'son occupés de la question quatre principales.

Dans un premier groupe, il range les malades chez lesquels la psychose débute brusquement par de l'indifférence, de l'insouciance, une incuriosité progressive, qui se traduisent dans le domaine de l'activité par une paresse croissante, par un éloignement chaque jour plus irrémédiable de tout effort et surtout de tout acte altruiste. « Les désirs sont sans force, les volitions sans énergie; les sentiments perdent toute profondeur, les émotions toute acuité. » L'évolution démentielle se poursuivant on note alors des symptômes qui traduisent la perturbation et l'envahissement progressif des centres nerveux, soit le déficit mental global qui se cache sous les premiers signes. Ces malades peuvent toutefois présenter des accès de dépression et d'excitation et des manifestations catatoniques assez primitives,

(1) MASSELON, *Les voies d'invasion de la démence précoce*, Encéphale, 10 avril 1914, n° 4, page 312.

mais que l'évolution permet de rejeter du cadre de
la psychose maniaque dépressive, comme nous l'avons
déjà posé (1). Il est classique aussi de considérer à cette
période quelques débuts identiques à des accès de confusion simple ou hallucinatoire, faits qui ont permis à
Régis de considérer la D. P. comme une confusion
mentale chronique.

Nous ne pouvons pas dans le cadre de notre étude
aborder la discussion de ce point si controversé.

Ces manifestations si diverses sont cependant sour-
des, étouffées, et bientôt remplacées pour la majorité
des cas par des symptômes plus évidents et fondamen-
taux de la période suivante, catatonie, négativisme,
impulsivité, suggestibilité, affaiblissement intellectuel
progressif, etc.

Dans un deuxième groupe, Masselon range les cas
où la démence est survenue à la suite d'accès qui ont
évolué pendant un certain temps comme des accès de
folie intermittente. Kraepelin notamment a ainsi décrit
des D. P. à forme circulaire. Les accès peuvent repa-
raître avec une périodicité parfois remarquable (cas de
Deny (2).

Troisième groupe. — Début par une sorte de confusion mentale à symptômes catatoniques d'emblée
(attitudes cataleptiques et manifestations motrices de
cet ordre).

(1) BARBÉ, *Diagnostic différentiel entre la démence précoce et la
psychose maniaque dépressive*, Encéphale, 10 mai 1912, et Régis,
Précis de Psychiâtrie, 4e édition, son chapitre sur la D. P.

(2) DENY, Communication à la Société Médico-Psychologique
du 29 juillet 1912.

Quatrième groupe. — L'affaiblissement intellectuel s'installe au cours d'un délire plus ou moins bien systématisé. Bien entendu ces délires hallucinatoires se dissocient assez rapidement et aboutissent à un affaiblissement progressif des facultés intellectuelles. Mais à leur origine il peut y avoir assimilation possible avec soit les délires chroniques, soit les psychoses hallucinatoires systématisées. Quoique la plupart de ces malades soient plutôt envisagés comme des paranoïdes, nous ne pouvons pas les passer sous silence, notre propre autorité clinique étant loin d'être suffisante pour proposer la discrimination des états paranoïde de la démence précoce.

Quoi qu'il en soit, ayant brièvement exposé les notions à peu près admises actuellement, sur les modes des formules de début de la D. P. nous allons exposer les huit observations inédites de l'Asile de Braqueville; nous avons procédé de la façon suivante : nous avons pris des malades internés depuis longtemps, chez qui le diagnostic de démence précoce à l'heure actuelle *n'est plus douteux*, et nous avons minutieusement recherché quels étaient les troubles observés, les troubles qu'ils ont manifesté soit avant, soit lors de leur internement. Nous avons conservé ceux chez qui le diagnostic de D. P. n'avait pas été fait de prime abord, par suite de l'aspect particulier de la maladie naissante; nous pourrions alors nous appliquer ensuite à concevoir quelles ont été les causes d'erreur, et quelles conséquences diagnostiques on peut en tirer, l'erreur étant elle-même source de vérité.

Observations

OBSERVATION I

G... L...

(Entré à l'Asile le 10 juillet 1917.)

CERTIFICAT DE 24 HEURES.

Est atteint de mélancolie caractérisée par une profonde dépression avec mutisme et manque d'initiative, cyanose des mains. A maintenir.

CERTIFICAT DE QUINZAINE.

Est atteint de mélancolie continue caractérisée par de la dépression avec mutisme et manque d'initiative.

CERTIFICAT DE SITUATION POUR RÉFORME
(du 24 mars 1920).

Est atteint de démence précoce catatonique avec périodes de stupeur, mutisme, attitudes cataleptiques, stéréotypies. Désintérêt du monde extérieur.

OBSERVATION II

Certificat Médical.

Je soussigné médecin-major de 1re classe, P... V...,
certifie que l'ex-soldat G... (H.-G.), réformé n° 1, présente un délire à teinte mélancolique chez un débile.
Son affaiblissement intellectuel est considérable et s'ac-
compagne d'anxiété vive.

*Il est dangereux pour la sécurité publique et do't
être interné à l'Asile de Braqueville.*

Toulouse, le 9 septembre 1919.

*Le Médecin-chef hôpital
complémentaire 58-A,
TOULOUSE.*

Dr V...

—

G... (H.-G.)

(Entré à l'Asile le 14 septembre 1919.)

Certificat de 24 Heures.

Est atteint de psychose émotive chez un débile. Mutisme. Attitude de frayeur continuelle.

Certificat de Quinzaine.

Même état.

Bulletins médicaux.

23 octobre 1919. — Depuis son entrée, est dans le
même état. Semble être continuellement effrayé, se

cache sous son lit, ne parle pas. Mange bien, dort bien. Son état est susceptible d'amélioration.

31 mars 1920. — Aucun changement depuis le dernier bulletin. Ne parle pas, reste toujours couché, indifférent à tout (état physique bon, s'alimente bien).

23 juin 1920. — Pas d'amélioration. Refuse de répondre à toute question, se cache sous les draps de lit, semble toujours effrayé. Démence précoce certaine.

S'alimente bien, seul, mais reste amaigri.

OBSERVATION III
Asile de Bicêtre

Paris, le 9 août 1909.

L... (P.-I.).

Est atteint de dégénérescence mentale avec dépression mélancolique en voie de déclin. Paraît avoir des hallucinations visuelles. Refus d'alimentation. Ne parle pas français. Il donnerait à entendre que son frère lui serait apparu, qu'il entendrait des injures, autant du moins, que sa gesticulation et quelques-uns de ses propos peuvent le faire supposer. Condamné pour tentative de vol à huit mois de prison. La peine expire le 11 août courant à Fresnes, gardait un mutisme obstiné.

IMMÉDIAT.
(12 août 1909).

Paraît atteint de confusion mentale avec conscience de son état à peu près conservée. A observer.

CERTIFICAT DE QUINZAINE.
(26 août 1909).

Est atteint de confusion mentale, complètement déso-
rienté dans le temps et dans l'espace; il est à une certaine conscience.

A maintenir.

Asile Public d'Aliénés de Toulouse

L... (P.-I.).

(Entré à l'Asile le 9 juillet 1912.)

CERTIFICAT DE 24 HEURES.

Est atteint d'affaiblissement intellectuel consécutif
à un accès de confusion mentale. Il présente encore
des hallucinations auditives ayant un caractère d'écho
de parole entendue.

CERTIFICAT DE QUINZAINE.

Même état.
10 juin 1920. — Démence précoce confirmée.

OBSERVATION IV

C... (J.).

(Entré à l'Asile le 18 avril 1913.)

CERTIFICAT DE 24 HEURES.

Est atteint de psychose basée sur des interprétations délirantes, perplexité pessimiste, préoccupations hypocondriaques. Réactions impulsives par moment.

CERTIFICAT DE QUINZAINE.

Même état.

BULLETIN MÉDICAL.

Nom et prénoms de l'aliéné : C... (J.).
Lieu de naissance : T...
Age, date de la naissance : 5 décembre 1889.
Dernier domicile : V...
Profession : Cultivateur.
Religion : Catholique.
Etat civil, célibataire, marié ou veuf : Célibataire.
Nombre d'enfants : Néant.
Est-il interdit? Non.

CAUSES.

1° EDUCATION. — *Développement des facultés intellectuelles et morales :* Education très restreinte.

2° INSTRUCTION : Instruction primaire peu développée.

3° APTITUDES PROFESSIONNELLES OU SPÉCIALES : Nulles.

4° HÉRÉDITÉ. — *Y a-t-il dans la famille des maladies cérébrales, mentales ou nerveuses?* Non.

5° *Indiquer si les parents ont fait des excès alcooliques :* Non.

6° TEMPÉRAMENT. — *Santé physique habituelle :* Santé habituelle relativement bonne.

7° MALADIES CONVULSIVES. — *Indiquer si l'aliéné a eu des attaques d'épilepsie, d'hystérie, fréquence et caractère des accès, symptômes qui les accompagnent :* Néant.

8° MALADIES CÉRÉBRALES ANTÉRIEURES AUTRES QUE LA FOLIE. — *Méningite, apoplexie cérébrale, etc. :* Néant.

9° MALADIES NON CÉRÉBRALES ANCIENNES OU AYANT PRÉCÉDÉ IMMÉDIATEMENT L'ACCÈS DE FOLIE. — *Maladies de la peau, hémorroïdes :* Néant.

10° FONCTIONS SEXUELLES. — *Excès génésiques, Onanisme, etc. :* Excès génésiques.

SYMPTOMES.

1° PRODROMES. — *Mode d'invasion. Date précise du début :* Environ trois ans, irritabilité de plus en plus exagérée.

2° ÉTAT DES SENTIMENTS AFFECTIFS : Sentiments affectifs nuls; malade très violent avec ses parents et son frère.

3° SYMPTOMES MENTAUX. — *Changements survenus dans le caractère et la conduite antérieurs. Exaltation ou dépression habituelle. Tendance à l'ho-*

micide, au suicide à l'incendie, au vol, penchants
érotiques, etc. : Caractère parfois très violent, exaltation habituelle. Le malade n'aime plus le travail, ne peut s'astreindre à une occupation de
longue durée.

4° SYMPTOMES PHYSIQUES. — *Fonctions digestives. Alimentation. Sommeil. Troubles de la sensibil té,
de la motilité. Tremblement de la langue, des
lèvres, des mains, embarras de la parole :* État
digestif habituellement bon, troublé par inter-
valles, langue saburrale, douleurs épigastriques,
le malade se met de lui-même au régime lacté.

5° MARCHE DE LA MALADIE. — *Continue. Intermittente.
Changements dans la forme :* Intermittente autre-
fois. Maintenant continue.

6° TRAITEMENT SUIVI. — *Le malade a-t-il été déjà interné?* Non.

7° *Spécifier les actes qui rendent le malade dangereux
pour lui-même, pour l'ordre public ou la sécurité
des personnes :* Actes de violence dangereux pour
sa famille et surtout pour sa mère.

1ʳ janvier 1920. — *Certificat de situation. Diagnos-
t...* Démence précoce.

OBSERVATION V

L... (J.).

(*Entré à l'Asile le 27 septembre 1907.*)

CERTIFICAT DE 24 HEURES.

Présente un état mélancolique aigu survenu à la suite d'une fièvre typhoïde. Légère confusion mentale. Peu de désorientation. Tendance aux attitudes catatoniques. Surtout torpeur, dépression intellectuelle. A maintenir.

CERTIFICAT DE QUINZAINE.

Est atteint de confusion mentale; désorientation, catatonie, s'isole, parle seul, ne répond que des incohérences, à maintenir.

BULLETIN MÉDICAL.

Nom et prénoms de l'aliéné : L... (J.).
Lieu de naissance : Saint-F...
Age. Date de la naissance : 16 ans.
Dernier domicile : Saint-F...
Profession : Cultivateur. Valet de ferme.
Religion : Catholique.
Etat civil. Célibataire, marié ou veuf : Célibataire.
Nombre d'enfants : Néant.
Est-il interdit? Non.

CAUSES.

1° EDUCATION. — *Développement des facultés intellectuelles et morales :* Semblait intelligent, aimant la lecture.

2° INSTRUCTION. — Lire et écrire, instruction primaire.

3° APTITUDES PROFESSIONNELLES OU SPÉCIALES. — Assez bon ouvrier agricole.

4° HÉRÉDITÉ. — *Y a-t-il dans la famille des maladies cérébrales mentales ou nerveuses?* Néant.

5° *Indiquer si les parents ont fait des excès alcooliques :* Tuberculose paternelle.

6° TEMPÉRAMENT. — *Santé physique habituelle :* Bonne santé.

7° MALADIES CONVULSIVES : Néant.

8° MALADIES CÉRÉBRALES ANTÉRIEURES AUTRES QUE LA FOLIE : Néant.

9° *Maladies non cérébrales anciennes ou ayant précédé immédiatement l'accès de folie :* Vient d'avoir la fièvre typhoïde au cours des troubles cérébraux actuels.

10° ACCÈS DE FOLIE ANTÉRIEURS. — *Nombre des accès, durée. Terminaison :* Etat normal de mélancolie.

11° COUPS OU CHUTES SUR LA TÊTE. — *Insolation :* Néant.

12° EXCÈS DE BOISSONS : Néant.

13° ACCIDENTS SYPHILITIQUES : Néant.

SYMPTOMES.

1° PRODROMES : Début il y a un an.

2° ETAT DE LA MÉMOIRE : Assez bonne.

3° ETAT DES SENTIMENTS AFFECTIFS : Nuls. Seule la crainte de deux ou trois parents masculins semble le retenir en leur présence.

4° SYMPTÔMES MENTAUX. — *Changements survenus dans le caractère et la conduite antérieurs. Exaltation ou dépression habituelle. Tendance à l'homicide, au suicide, à l'incendie, au vol, penchants érotiques, etc. : Tendance continuelle à partir, à marcher ou courir sans but, en brisant les objets; allure générale déprimée, rêveuse, fuyant les gens. A eu menacé de se noyer ou de noyer ou de frapper sa mère.*

5° SYMPTÔMES PHYSIQUES. — *Fonctions digestives. Alimentation. Sommeil. Troubles de la sensibilité, de la motilité. Tremblement de la langue, des lèvres, des mains, embarras de la parole : Mange et boit peu et à force de prières.*

6° MARCHE DE LA MALADIE : La maladie semble s'accentuer.

7° TRAITEMENT SUIVI : On a essayé un traitement chez le Dr P..., à Toulouse, sans résultat.

8° *Spécifier les actes qui rendent le malade dangereux pour lui-même, pour l'ordre public ou la sécurité des personnes : Menace de se noyer, de frapper sa mère ou même de chercher dispute à des gens du voisinage.*

Décembre 1919. — Démence précoce.

OBSERVATION VI

Paris, le 16 novembre 1909.

Inconnu. — Est atteint de dépression mélancolique Mutisme. Refus de nourriture. Excentricité sur les quais extérieurs de la gare de Lyon où il lançait de l'argent à terre. Doit être polonais, et il s'appellera t-Jean M... (P)

BULLETINS MÉDICAUX.

Est atteint de dépression mélancolique avec inertie et demi-mutisme. Ce malade qui s'exprime difficilement en français paraît comprendre ce qu'on lui dit, refuse volontairement sans doute, de donner des renseignements (hallucinations et délire probable). A observer.

(*Asile de Vaucluse, le 17 novembre 1909.*)

CERTIFICAT IMMÉDIAT

(*de Vaucluse du 21 novembre 1909*).

Confusion mentale avec mutisme absolu et négativisme.

CERTIFICAT DE QUINZAINE.

Mélancolie avec stupeur. Mutisme et refus de nourriture. Négativisme. Il s'oppose à tous les actes qu'on veut lui faire faire. Il ne supporte aucun vêtement et reste tout nu sur son lit. Il a cependant parlé un jour et a déclaré s'appeler Jean M. . . et être d'origine polonaise. Il a dit aussi être en France depuis neuf mois. Amaigrissement considérable. Crainte de démence précoce. A maintenir.

Asile de Vaucluse

Certificat de situation au moment du transfert.

Le 19 septembre 1910.

G... (M.), est atteint de délire mélancolique. Ne parle pas français. Peut-être transféré.

Certificat de 24 Heures.

Est atteint de dépression mélancolique.

Certificat de Quinzaine.

Présente un état de dépression mélancolique avec tendances catatoniques. A maintenir.

Novembre 1919. — Démence précoce.

OBSERVATION VII

Asile de Bicêtre

Paris, le 7 novembre 1911.

S. L... (J.-M.).

Né le 9 septembre 1885, est dans un état d'aliénation mentale qui compromet l'ordre public ou la sûreté des personnes.

Est atteint de débilité mentale avec délire hallucinatoire de persécution et de grandeur.

Hallucination de l'ouïe et troubles de la sensibilité générale; croyance à des influences d'ordre magnétique exercées à distance sur lui par un avocat de son pays qui lui a enlevé la cervelle avec un appareil électrique et qui commande depuis cette opération tous ses actes et dirige sa conduite.

Fugue de Suède à Paris pour protester contre ces persécutions et demande l'arrestation du roi de Suède, la reconnaissance de ses droits de citoyen Suédois.

Démarche à l'Elysée et à la Légation de Suède. Le sujet est descendu à Paris dans un hôtel voisin de l'Elysée.

L'origine de ses persécutions est dans la jalousie éveillée chez ses compatriotes pour sa beauté et sa présence dans la flotte suédoise. Il a fait publier son portrait dans un journal de son pays.

Asile de Bicêtre

CERTIFICAT DE SITUATION.

(*Délivré par le médecin.*)

Le 8 juillet 1912.

L... (J.-M.) est atteint de débilité mentale avec idées vagues de persécution. Peut-être transféré.

CERTIFICAT DE 24 HEURES.

Paraît atteint de psychose basée sur des interprétations délirantes et probablement des hallucinations auditives. Attitude hautaine qui permet de croire à des idées mégalomaniaques. Le malade est Suédois et ne s'exprime pas du tout en français.

Certificat de Quinzaine.

Même état.

Lettre.
(Traduction mot à mot.)

Monsieur le Docteur,

Maintenant, depuis que j'ai reçu l'autorisation de vous écrire à propos de mon élargissement prochain, je vous écris la même chose qu'au Docteur de l'Hôpital Bicêtre, et alors, Monsieur le Docteur, vous comprendrez que mon cerveau va très bien. Je suis un ancien quartier-maître de la Marine Royale Suédoise. J'ai quitté cette arme le 31 octobre 1911. Je quittai Stockholm et la Suède le 1er novembre même année. J'ai pris le train jusqu'à Berlin en Allemagne. Je suis resté à peu près vingt-quatre heures à Berlin. J'ai pris un billet pour Paris. Une fois arrivé, je suis descendu dans un hôtel. Je possédais environ 500 couronnes. Je suis resté deux jours à Paris et puis j'ai perdu ce que j'avais : *je les ai certainement laissés tomber*. Je suis allé à la légation Suédoise pour raconter ce qui s'était passé. De là, on m'a envoyé en prison et ensuite à l'hôpital Bicêtre.

Le médecin qui m'avait interrogé considérait que je n'avais pas le cerveau malade (ainsi m'a dit l'interprète qui m'assistait). On m'avait certainement laissé sortir, mais (*étant dépourvu de tout moyen d'existence*) j'étais obligé de rester jusqu'à ce qu'on aurait arrangé mes affaires. Un pasteur s'en est chargé. Il devait m'aider pour partir pour la Suède. J'ai demandé moi-même d'y retourner. Le pasteur m'a rendu visite au bout de trois mois. C'est-à-dire, il est venu me voir. Il m'a dit alors qu'il ne pouvait rien faire pour moi. Ça marche si lentement quand il s'agit d'arranger des affaires comme celles-ci, disait-il; mais, disait-il, bientôt çà sera fait pour que vous puissiez partir. Nous sommes obligés, — disait-il, — de vous *renvoyer*, les lois le disent. J'ai passé trois mois et demi à Bicêtre après la visite du pasteur déjà nommé ou peut-être même plus longtemps, je ne m'en souviens plus. Je n'ai plus entendu parler de ce pasteur. Le docteur de Bicêtre m'envoyait alors à (une) colonie où je me trouve actuellement. Je ne connais point la langue. Je n'ai personne à qui parler. Je n'ai pas un cerveau malade, vous le comprendrez en lisant ce que je vous écris et d'ailleurs vous connaissez ma bonne conduite. Vous savez que je me porte bien. Je vous demande très respectueusement d'être envoyé au Consulat de Suède à Paris ou à un autre endroit de cette ville, pour que je puisse prendre toutes dispositions et m'arranger pour être libre de nouveau.

Le pasteur déjà nommé s'en occupera certainement. Il a certainement eu le temps de tout arranger. S'il ne l'a pas fait, il le fera quand j'irai le voir. Il y a des lois qui (concernent) ces choses-là.

Vendredi, 4 novembre 1912.

Mars 1920. — Démence paranoïde.

OBSERVATION VIII

R... (U.).

(Entré à l'Asile de Toulouse le 26 octobre 1918.)

CERTIFICAT DE 24 HEURES.

Est atteint de délire onirique post commotionnel ; hallucinations de l'ouïe; réactions de défense, se livre à des exercices imaginaires, Agitation violente.

CERTIFICAT DE QUINZAINE.

Est atteint d'agitation maniaque avec épisodes oniriques : cris, chants, réactions violentes, indifférence affective.

A maintenir.

LETTRE.

Mardi, 23-9-1919.

CHERS PARENTS,

Quelques lignes pour vous faire ou vous donner connaissance de mon actualité.

Je suis en séjour; toujours en parfaite santé; mais il me reste de la préoccupation et de la présence d'esprit pour ce qui me concerne personnellement dans mon labeur, etc.

Je crois que cela vous sera sans scrupule et que néanmoins vous ne compterez sur moi pour retour au pays.

J'attends la devis d'un ordre que je veux m'efforcer

d'encourir ensuite quand je serai partenaire de mon désir.

Je n'inculque aucunement mon idée de présomption peut-être mais non de désespoir.

Je suis ferme d'esprit soit par ampleur ou autre chose. Aussi ordre de métiers j'exerce une profession de libre-penseur comme *conscience*, ensuite je veux croire qu'au pays il y fait un temps d'automne momentanément.

Je ne me rappelle pas exactement le temps que je n'ai eu la faculté de vous écrire; cependant, je doute au retour de la réponse de l'une de mes missives, quoique n'étant robuste que par degrés thermométriques faisant face à l'œuvre de la propagation de la Foi, vertu théologale pour saint Antoine de Padoue et femme pieuse Jeanne d'Arc représentée mystifiquement.

R. U...

R...

Je suis considéré comme aliéné. J'ai quitté la Haute-Savoie pour partir au 61ᵉ chasseurs.

D. — Entends-tu des voix?

R. — Je suis considéré comme entendre, j'entends, on me parle ce qu'on a vu. Là-dessus, ça ne me donne pas le noir, — mais ça me donne à réfléchir, — ça me répète dans les oreilles.

D. — Est-ce que tu peux te débarrasser de cette voix?

R. — Ça passe d'une oreille dans l'autre.

D. — Est-ce que tu vois?

R. — Ça a commencé très jeune, écolier. Je ne

crois pas avoir eu jamais d'amis, toujours des enne-
mis.

D. — Ta pensée était-elle dirigée par des voix.

R. — On me dirigeait, mais je n'entendais pas.

On m'a montré une lettre qui parlait de la guerre;
je partis à Genève, à Pleinfoin.

J'ai été évacué en 1913 à l'hôpital de Lons-le-Saul-
nier. On m'a évacué de la Somme en 1917, comme
insensé.

J'ai été en 1916, 1917, à l'Asile de Saint-Robert. J'y
suis resté je ne sais combien de temps. Je suis reparti
au 22e chasseurs.

Mai 1920. — Démence précoce, diagnostic confirmé.

CHAPITRE III

Interprétation des Observations

Voici donc un faisceau de faits. Que nous montrent-ils?

Nous constatons dans l'*Observation I* que la dépression, état initial caractéristique suivant Mlle Pascal, a été notée dès le premier certificat. Le premier mot est : *mélancolie;* mais nous remarquons que cette mélancolie n'a pas dû apparaître comme essentielle et formant à elle seule le diagnostic, puisque l'observateur ajoute comme caractères spéciaux une *profonde* dépression, et surtout du manque d'initiative, du mutisme, de la cyanose des mains. Manque d'initiative et mutisme sont bien dans la note et la tenue d'un affaiblissement intellectuel commençant, la cyanose des mains rentre très bien dans le cadre des troubles vaso-moteurs de la D. P. et sans doute était le début d'un pseudo-œdème catatonique de Dide. Trois ans après le malade s'est affirmé avec netteté dément précoce, son désintérêt du monde extérieur s'est accentué. La dissociation de la pensée augmentant, les stéréotypies sont apparues, et avec elles les manifestations motrices de la série catatonique, catalepsie, négativisme, stupeur

etc. L'évolution permet d'affirmer qu'il s'agissait donc
d'une fausse mélancolie, mais bien plutôt d'un état
dépressif avec asthénie neuro-musculaire, inertie mo-
trice, qui a été le prélude des états de stupeur ultérieurs.

L'*Observation II* présente également un début à teinte
mélancolique, mais on note deux choses, d'abord un
état délirant, puis un affaiblissement intellectuel considérable d'emblée: l'anxiété paraît n'être qu'une simple réaction délirante, elle fut assez vive pourtant pour
faire porter à la même date le diagnostic de psychose
émotive. Ce n'est que par l'évolution qu'on put con-
tater les progrès de la démence envahissante. La peur
et le mutisme persistent, et le malade finit par rester
inerte et passif, toujours couché, indifférent à tout. En
moins d'un an, l'affaiblissement mental progresse et
permet d'assurer la constatation d'une D. P. L'acte
du malade de se cacher sous ses couvertures tenant
plutôt du négativisme, que d'une réaction émotive de
crainte ou autre.

Observation III. — On note également mélancolie,
mais le délire semble surtout l'emporter. Le malade
condamné pour tentative de vol (période médico-légale
de la D. P.) est un halluciné. Il entend son frère lui
dire des injures, on a même paru avoir constaté des
hallucinations visuelles, qui, en effet, chez les D. P.
sont bien plus fréquentes que l'on pense ordinaire-
ment (Dide). Ce délire s'accompagnant de désorientation dans le temps et dans l'espace fait songer à la

confusion mentale, mais le malade a une certaine conscience de sa situation, et son négativisme se manifeste
par un mutisme obstiné. Trois ans après l'Asile de
Braqueville qui le reçoit constate un affaiblissement
intellectuel très net avec persistance des hallucinations
auditives écholaliques. La D. P. devint non douteuse.

Observation IV. — Le début de la psychose prêta
à une confusion plus grande puisque le premier observateur conclut à une psychopathie basée sur des
interprétations délirantes, et offrant consécutivement
des réactions hypocondriaques. L'observateur primitif
pensa devoir assurément orienter un diagnostic probable vers un syndrome de délire chronique. Toutefois,
on remarque dans les antécédents une éducation restée
très restreinte, une instruction primaire très peu développée, et surtout une irritabilité manifeste ayant
débuté trois ans auparavant avec violences sur les parents et le frère (amoindrissement des sentiments affectifs et impulsivité). La diminution de l'activité est
notée également comme précieux signe prémonitoire ;
« Le malade n'aime plus le travail et ne peut pas s'astreindre à une occupation de longue durée. » L'évolution ultérieure ne fit qu'aggraver ces deux symptômes
et les compliquer d'un affaiblissement démentiel progressif ainsi que des symptômes de la série catatonique. On voit donc que malgré la présomption du certificat primitif tendant à faire admettre l'éclosion d'un
délire chronique soit interprétatif, soit hallucinatoire
plus ou moins bien systématisé, les deux faits inquié-

tants signalés dans l'anamnèse : diminution de l'affectivité, diminution de l'activité, avec actes impulsifs, ont été les excellents signes avant-coureurs d'une dissociation psychique marchant à grand pas vers la démence et ceci est très instructif.

Observation V. — On a porté encore au début le diagnostic de *mélancolie* mais ceci ne doit pas signifier autre chose que *dépression*. Le terme employé a été impropre. On ajoute, en effet : légère confusion mentale, et surtout tendance aux attitudes catatoniques, torpeur intellectuelle. Quoique le certificat de quinzaine consécutif insiste à nouveau sur la confusion mentale, il note à nouveau de la catatonie, de l'incohérence, de la tendance à l'isolement, symptômes très particuliers et surajoutés qui doivent retenir l'attention, et faire craindre non la guérison coutumière dans la confusion mais une désintégration mentale irrémédiable. L'anamnèse du malade 5 n'avait cependant rien appris de spécial; il semblait intelligent, aimant la lecture, avec une bonne instruction primaire, il faisait assez bien son métier d'agriculteur et ne présentait qu'un peu de dépression que l'on mettait sur le compte d'un caractère mélancolique. Mais la dépression a augmenté (ce qui sans nul doute l'a fait identifier à un confus); *des impulsions* sont apparues (tendances à partir, marcher ou courir sans but, en brisant les objets, a menacé de se noyer et de frapper sa mère), et le diagnostic de démence précoce en pleine netteté d'évolution ne fut porté à l'Asile qu'après un certain temps d'internement. On remarquera qu'ici aussi, la mélancolie et confusion supposées comportaient des symptômes surajoutés pathognomoniques qui auraient dû fixer le pronostic de façon moins favorable quant à la terminaison de la psychose.

Observation VI. — Dépression mélancolique au début avec réactions délirantes : refus de nourriture, excentricités, jetait de l'argent à terre. Mais comme précédemment on constate la présence d'une *inertie singulière* et du refus de répondre, — négativisme, — celui-ci s'accentue au point d'entraîner un mutisme presque complet, et de faire craindre une vingtaine de jours après son internement l'imminence d'une démence précoce. Chose curieuse les certificats datés de l'année suivante le montrent atteint de délire mélancolique. Ce n'est qu'en transfert à l'Asile de Braqueville que l'on note les tendances catatoniques, et que la démence précoce est nettement vue, la dépression présentée comme réaction hypocondriaque étant en réalité de la stupeur catatonique, signe classique de D. P. Le malade est actuellement dans cet état.

Observation VII. — L'écart d'erreur est pour ce malade notoirement beaucoup plus grand. Il est, en effet, tout d'abord considéré comme atteint de débilité mentale avec délire hallucinatoire de persécution et de grandeur, de sorte que l'on peut penser au délire des dégénérés de Magnan. Puis les opinions se modifient quelque peu à son sujet, sans doute il apparaît nettement délirant, hallucinations diverses, interprétations absurdes (histoires d'appareils magnétiques) réactions revendicatrices, mais ce délire est incohérent, mal systématisé, il se croit beau et important pour la direction de la flotte suédoise; il est changeant et floue, puisque sept mois après on ne constate que des idées *vagues* de persécution, on suppose à son attitude que le malade continue à avoir des prétentions mégalomaniaques; mais l'examen d'une lettre écrite à cette époque montre que le fonds mental du malade commence à être altéré, on y note en effet, de la persévération des idées, de la répétition stéréotypée de mots et de bribes de phrase (notamment pasteur), de l'incohérence, le malade pour réclamer sa sortie raconte son histoire en la répétant d'un bout à l'autre d'une façon différente et en embrouillant les notions de temps et de lieu.

A l'heure actuelle la dissociation de la pensée a augmenté et le malade est en pleine évolution démentielle ce qui l'éloigne bien d'un délirant chronique.

Observation VIII. — Cette dernière est sans contredit la plus intéressante de toutes puisqu'elle concerne un malade de guerre et sur lequel le choc émotionnel semble avoir une valeur pathogénique incontestable. Le début fut en tout semblable à une psychose émotive : délire onirique post-commotionnel, hallucinations, agitation violente. Au bout d'une quinzaine toutefois, on remarqua de l'*indifférence affective* qui détonait étrangement dans le syndrome primitif. L'étude du fonds mental que dénote très bien l'examen d'une

lettre écrite spontanément par le malade dix mc   plus
tard montre bien qu'un affaiblissement psychique pro-
fond est survenu. Au lieu de la guérison probable :
y apparaissent en effet : des néologismes « mystifiquement », et surtout une incohérence profonde, avec
recherche maniérée de la construction des phrases,
emplois de mots impropres, associations automatiques
des mots qui se suivent sans aucun sens : « Je doute
au retour de la réponse... quoique n'étant robuste que
par degré thermométrique faisant face à l'Œuvre de
la Propagation de la Foi, vertu théologale, etc... » Soit
un fonctionnement automatique de l'association des
idées, où les mots se suivent sans lien logique et dé-
barrassés de tout potentiel affectif, sans aucune signi-
fication propre. « Il ne reste que la paille des mots,
sans le grain des choses », signe certain d'affaiblissement démentiel. Le malade présente également des hallucinations (voy. Obs.   ) le diagnostic de D. P. est
confirmé.

En somme, nos observations montrent nettement que
la D. P. s'est manifestée à son début.

4 fois par *un état mélancolique* avec stupeur ou
dépression.

2 fois par *des états délirants* soit avec réaction hypocondriaque soit avec des idées vagues de persécution ou de grandeur, nullement systématisées et se dé-
sorganisant rapidement.

1 fois par *une confusion mentale.*

1 fois par *un état onirique* confusionnel *post-émo-
tionnel.*

CONCLUSIONS

Nous concluons donc :

I. — Que la démence précoce se manifeste le plus souvent à son début par un état mélancolique ou dépressif.

II. — Que ce début peut-être également identique dans une moindre mesure à des états délirants mal systématisés, à de la confusion mentale ou un état onirique.

III. — Mais qu'il s'y ajoute toujours des symptômes particuliers à la D. P. qui doivent faire le diagnostic par leur adjonction. Nous avons remarqué :

    a) *De l'indifférence affective;*

    b) *De l'inertie, motrice et intellectuelle, stupeur plutôt que dépression;*

    c) *Des attitudes catatoniques;*

    d) *Des phénomènes de négativisme et d'opposition avec impulsions, stéréotypies, etc.;*

e) *Des troubles du langage* (mais peu souvent précoces) avec néologismes, incohérence, etc.

IV. — Nous dirons donc que l'examen d'un état mélancolique, ou délirant, ou confusionnel doit être fait très minutieusement afin de dépister par la coexistence des symptômes particuliers que nous avons notés le début d'une démence précoce à pronostic tout à fait différent et bien plus grave. Nos observations nous ont montré, en effet, que les premiers observateurs n'en ayant pas tiré tout le parti nécessaire avaient, de prime abord, commis des erreurs de diagnostic.

V. — Le diagnostic précoce de la D. P. est extrêmement important soit pour le praticien (sûreté du pronostic) soit surtout pour le médecin-légiste (période médico-légale de la maladie).